DE L'EXTRACTION

DU

CRISTALLIN TRANSPARENT

COMME MOYEN PROPHYLACTIQUE

DE LA MYOPIE FORTE PROGRESSIVE

ET DU

DÉCOLLEMENT DE LA RÉTINE

PAR

Le Dʳ LOUIS VACHER (Orléans).

PARIS

G. STEINHEIL, ÉDITEUR

2, rue Casimir-Delavigne, 2

1894

De l'extraction du cristallin transparent comme moyen prophylactique de la myopie forte progressive et du décollement de la rétine.

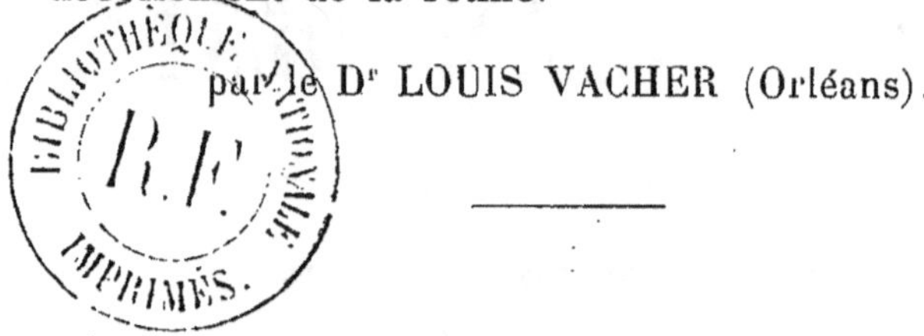

par le Dr LOUIS VACHER (Orléans).

Avant de commencer la lecture de ma communication je désire présenter au Congrès un couteau à double tranchant dans toute sa longueur, très étroit, et courbe sur le plat, qui permet de faire à la cornée une section se rapprochant autant que possible de la section normale. J'ai fait construire ce couteau il y a quelques mois et j'ai déjà pratiqué 23 extractions avec lui. Sa courbure a un rayon de 16 à 18 millimètres. Il permet d'opérer sans difficulté par l'angle interne, mais il demande une grande sûreté de main pour le diriger, lui imprimer un mouvement circulaire. La co-aptation des lèvres de la plaie est parfaite et je n'ai pas eu de hernie de l'iris dans ces 23 opérations.

J'ai fait ma première extraction de cristallin transparent le 17 avril 1889. La communication de Fukala à la Société de médecine de Vienne, qui porte sur des discisions pratiquées sur de jeunes sujets, est, si je ne m'abuse, postérieure à cette date.

J'ai parlé de mes deux premières extractions dans la séance du 7 mai 1890, de notre congrès, et, c'est dans la séance de novembre 1891, que j'ai rendu compte à la Société d'ophtalmologie de Paris, du résultat de mes premières opérations. Vous vous souvenez sans doute de la discussion à laquelle ma communication a donné lieu.

Au printemps de 1892 le Dr Henri Bouchard, dans une thèse remarquée sur la suppression du cristallin transparent comme traitement de la myopie forte progressive, expose les différentes phases que cette question a traversées et donne des conclusions qu'on ne saurait désapprouver aujourd'hui.

Sur 19 observations qui lui servaient de base, 10 provenaient de ma clinique ; je me permets de recommander la lecture de ce travail à ceux de vous, Messieurs, que cette question intéresse. Enfin, l'année dernière, l'extraction du cristallin transparent a occupé une place importante au congrès d'Heidelberg.

Fukala, de Pilsen, émettait la même opinion que celle que nous avions exprimée Bouchard et moi, à savoir qu'il faut distinguer entre les malades qui ont et conservent une bonne acuité visuelle avec une myopie forte, et ceux que l'état de leur vue empêche de travailler.

Ces derniers seuls doivent être soumis à l'opération, et l'extraction du cristallin doit leur permettre de gagner leur vie. Il ajoutait, comme je l'ai dit aussi antérieurement, que l'opération ne doit être conseillée que pour une myopie de 14 à 15 dioptries, et qu'au-dessus de 18 dioptries il faut opérer les deux yeux.

Il est un point de sa communication, comme de celle de Siegrist que je tiens à signaler en passant, car j'y reviendrai tout à l'heure à cause de son importance.

D'après Fukala la réfraction de l'œil privé de cristallin reste stationnaire ; du moins elle l'est restée sur les malades examinés par lui jusqu'ici.

D'après Siegrist, sur 27 extractions de cristallin transparent, il n'a pas vu dans la suite survenir d'augmentation du taux de la myopie acquis par l'opération ; c'est identiquement ce que dit Fukala ; Von Hippel, de Kœnigsberg, se demande, lui, si les progrès de la myopie en seront arrêtés par le seul fait de l'enlèvement du cristallin.

C'est là, Messieurs, le point important de ce débat, car du résultat éloigné de l'opération, au point de vue de l'augmentation ou de l'arrêt de la myopie, nous pourrons déduire le peu de nécessité ou la grande utilité de la suppression de la lentille. J'espère vous apporter tout à l'heure quelques remarques concluantes.

Au congrès d'Heidelberg aucune voix ne s'est élevée contre cette opération ; pas un de ceux qui l'ont pratiquée un certain nombre de fois n'a signalé des résultats regrettables, pouvant faire croire à une coupable témérité. Tous, au contraire, sont venus déclarer que l'augmentation de l'acuité visuelle était notable, considérable même, que les troubles visuels diminuaient, que les opérés pouvaient reprendre leur travail, et que tous se déclaraient satisfaits ; affirmation que j'avais eu l'honneur de faire en novembre 1891 devant la Société d'ophtalmologie de Paris. Aussi, Messieurs, j'ai pensé que malgré ces différents travaux, il serait intéressant de porter la question devant notre congrès et de vous apporter, non seulement les résultats de mes opérations récentes, mais surtout les résultats éloignés de mes premières extractions : de comparer l'état actuel de mes premiers opérés avec celui consigné dans la thèse du D' Bouchard.

Depuis le mois de mars 1892, j'ai pratiqué 13 extractions de cristallin transparent, pour des myopies dépassant 14 ou 15 dioptries, compliquées de troubles visuels ou céphaliques rendant impossible la vision rapprochée prolongée quelques instants. Ces 13 cas qui concernent 11 sujets, car deux ont été opérés des deux yeux, m'ont donné 13 résultats satisfaisants, quoique plusieurs opérés récemment ne bénéficient pas encore complètement de la suppression de leur cristallin.

J'ai longtemps caressé l'espoir de vous présenter l'observation d'une personne âgée de 22 ans atteinte d'une myopie binoculaire dépassant 33 dioptries, presque sans altérations choroïdiennes, mais elle s'est refusée à l'opération jusqu'à ce jour.

Je vous la cite, Messieurs, comme myopie extraordinaire, car je n'ai pas trouvé dans la littérature ophtalmologique d'exemple de myopie aussi forte.

Cette personne après un mois de cure d'atropine avait encore une réfraction de — 33 ; je l'ai fait constater par plusieurs ophtalmologistes, tellement elle me paraissait surprenante avec le peu de lésions choroïdiennes qui l'accompagnent.

Il eut été très intéressant de mesurer exactement la réfraction de cet œil, avec et sans cristallin, pour en déduire la force réfringente de sa lentille et rechercher quel pouvait être l'excès de longueur de son axe optique.

Je ne désespère pas de vous donner ces chiffres l'année prochaine.

Voici, aussi résumées que possible, les 13 observations nouvelles, avec la réfraction des deux yeux avant l'opération, l'acuité visuelle, puis la réfraction et l'acuité visuelle observées la dernière fois que j'ai revu mes opérés.

Observation XI

Mme M. L. 43 ans, très myope dès son enfance a dû cesser les travaux à l'aiguille depuis longtemps. Elle éprouve de grandes fatigues, des éblouissements dès qu'elle veut fixer longtemps de suite les petits objets. Depuis quelques mois son acuité visuelle lui paraît diminuée. On lui a dit qu'elle avait un commencement de cataracte.

Examen ophtalmoscopique : OD —18, OG —16, large atrophie choroïdienne, légère hypotonie,

$$AV=OD\ 1/20,\ OG=1/10.$$

Extraction à droite, avril 1892, réfraction OD=O AV=1/10.

Avec + 5 lit, travaille sans fatigue à la distance ordinaire de 25 à 30 centimètres.

Revue, décembre 1893, même acuité visuelle, même réfraction sur l'œil droit : pas de modification notable de l'œil non opéré.

Observation XII

L. P. Louise, 10 ans. Les parents se plaignent de ce que leur enfant rapproche de plus en plus les objets et que ses yeux sont très rouges dès qu'elle fixe pendant quelques minutes, ou qu'elle s'applique à la lecture ou à l'écriture. En effet, elle se tient littéralement couchée sur son cahier et rapproche son livre presque au contact du nez. Parents légèrement myopes. Les grands-parents sont morts mais ils avaient une mauvaise vue.

Examen ophtalmoscopique, OD= —14, OG= —14, staphylome déjà étendu.

$$AV=1/4.$$

Extraction à droite en avril 1892, par une ouverture cornéenne suffisante pour laisser passer une curette au moyen de laquelle j'évacue les masses de la lentille après avoir arraché un large lambeau capsulaire.

Suites simples : grande mobilité de l'iris, résorption rapide des masses restantes.

Malade revue fin 92.

$$OD=H+2,\ OG=\ —15.$$

AVOD=1/4, OG= légèrement inférieur à 1/4.

Cette enfant que je compte revoir cette année, fera l'objet d'une étude spéciale longtemps prolongée, je l'espère, au point de vue de la marche de l'amétropie et de l'acuité visuelle des deux yeux.

Observation XIII

B. Marie, 14 ans. Père emmétrope, mère très myope. Vient consulter parce qu'elle ne peut plus continuer son apprentissage.

Examen ophtal. : OD $= - 17$ OG $= - 17$. Atrophie choroïdienne progressive, staphylome avec trois croissants concentriques AV OD $= 1/10$ OG $= 1/10$.

Extraction à droite en juin 1892 avec arrachement capsulaire, évacuation des masses transparentes avec la curette. Lavage de la chambre antérieure avec de l'eau boriquée tiède, salée à 7 pour mille. — Suites simples.

Revue fin juillet 1892 OD $= - 1$; OG, $- 17$.

A V OD $= 1/6$ avec $+ 3$, lit et travaille sans fatigue.

Revue octobre 1893 OD $= - 0,75$ OG $= - 18$, même acuité visuelle, mêmes verres.

Dans cette observation il est intéressant de remarquer que la myopie augmente sur l'œil non opéré et paraît avoir une légère tendance à diminuer sur l'autre.

Observation XIV

G. Julia, 12 ans. Cette jeune fille m'est conduite parce qu'elle ne peut suivre ses cours et que sa vision diminue progressivement.

Examen ophtal. Myopie forte, 14 diop. Staphylome progressif et très fines opacités binoculaires au voisinage de la capsule postérieure du côté interne.

A. V. OD $= 1/40$ OG $= 1/40$.

Cette grande diminution de l'acuité visuelle doit être attribuée aux fines opacités siégeant au voisinage de la capsule postérieure. L'extraction du cristallin dans ce cas a donc été faite pour lutter contre la myopie progressive et le début de cataracte.

Extraction du cristallin à droite, en juin 1892, évacuation des masses par le même procédé. Suites simples.

En décembre 1892, la pupille est parfaitement noire.

OD $+ 4$ OG $= - 14$, les petites opacités n'ont pas augmenté. AV OD $= 1/8$ OG $= 1/40$ toujours. Cette opérée n'a pas été revue depuis.

Observation XV

Mme C. B., 29 ans. Impossibilité d'un travail continu, céphalalgie, diplopie gênante, vertiges, etc.

Examen ophtal. $=$ myopie 18 des deux yeux, avec $- 18$ AV $= 1/8$, léger staphylome, lésions choroïdiennes très restreintes.

Extraction à droite, 10 septembre 1892, avec iridectomie et évacuation des masses à la curette, lavage de la chambre antérieure. Suites simples. Cette personne quitte ma clinique le 21 septembre 1892.

Revue en décembre 1892. Champ pupillaire complètement libre. État général meilleur.

$$OD = -1 ; OG = -18.$$
$$AV\ OD = 1/4 ; OG = 1/8.$$

Cette opérée m'exprime vivement sa satisfaction bien que pendant les premiers mois, elle ait fortement douté d'une amélioration. J'ai eu récemment de ses nouvelles. Elle continue à se féliciter de mon intervention.

OBSERVATION XVI

H. G. Marie, 9 ans. Les parents sont tous les deux myopes avec des staphylomes étendus. Ils viennent me demander de faire tout ce qu'il est possible pour améliorer la vue de leur fille, qui est déjà obligée de rapprocher énormément les objets et ne peut rien faire sans maux de tête.

Examen ophtal. : $= OD - 12, OG - 14$ avec staphylome progressif très développé pour son âge $AV = 1/10$.

Opération à gauche en octobre 1892 avec arrachement capsulaire, évacuation des masses, lavage de la chambre antérieure. Suites simples.

En mars 1893, l'enfant a grandi, s'est développée et les parents sont très heureux du résultat.

En effet l'acuité visuelle a beaucoup augmenté, avec $+2$ elle est de $1/4$. L'œil droit est myope de 13 et son acuité visuelle toujours de $1/10$.

Ce cas sera très intéressant à suivre étant donné l'hérédité manifeste et l'âge de l'enfant.

OBSERVATION XVII

H. G. Camille 12 ans. Frère de la précédente, même nature d'enfant, mêmes remarques, mais myopie égale des deux yeux.

$OD - 16, OG - 16, AV = 1/6$ à peu près. Il eut été très intéressant de savoir qu'elle était sa myopie 2 ou 3 ans auparavant.

Opération à droite le même jour que sa sœur, 10 octobre 1892: même procédé : suites bonnes.

En mars 1893 je le revois le même jour que sa sœur et constate à droite $+1$, à gauche -16 ; $AV = 1/4$ et $1/4$ sur l'œil non opéré.

L'enfant est très content ; d'un œil il voit de loin et suit ses leçons au tableau, bien que je lui aie conseillé des verres $+3$ pour voir de près, ses parents ont peur qu'il ne les brise et ne lui en ont pas donné, il continue à se servir de son œil gauche pour voir de très près.

OBSERVATION XVII

G. Victor, 28 ans. Ouvrier tailleur d'habits. Il a dû cesser sa profession car au bout de quelques minutes il lui était impossible de coudre, les points étaient irréguliers, cheminaient les uns sur les autres ; il éprouvait de la diplopie, de la céphalalgie et des vertiges s'il persistait à coudre. Il s'était fait éleveur de chiens pour gagner sa vie.

Examen ophtal. :   OD = — 14, OG = — 15.

AV = 1/6 pour les deux yeux.

Extraction à gauche le 13 juin 1893 : suites simples.

Capsulotomie postérieure en octobre 1893 parce qu'il devait quitter Orléans quelques semaines après et quelques débris opaques sur la capsule gênaient sa vision.

Réfraction le 4 novembre 1893. OG = + 3. 50 AV 2/3 avec + 7 il lit les plus fins caractères. Il va à la chasse actuellement sans verres et vise de l'œil gauche, plus de céphalalgie, plus de troubles semblables à ceux qu'il éprouvait avant l'opération. Il se déclare enchanté : avec des verres — 8 il coud de l'œil droit et voit au loin de l'autre sans verre. Cet ouvrier est revenu me voir avant son départ pour le Midi, pour me remercier de l'opération : sa pupille est noire, l'iris parfaitement libre.

OBSERVATION XIX

P. Albert, 13 ans. Myopie. — 11 dioptries sur les deux yeux avec petites opacités au voisinage de la capsule postérieure.

AV = 1/40 environ due aux opacités.

Extraction à droite le 13 septembre 1893 ; à gauche le 8 décembre. Evacuation des masses à la curette. Lavage de la chambre antérieure. Suites excellentes. N'a pas été revu depuis le mois de février 1894. A cette époque les masses étaient presque totalement résorbées, l'acuité visuelle considérablement accrue. Le verre + 5 donnait la meilleure vision éloignée, que j'ai trouvée égale à 1/6. Dans quelques mois les avantages de l'extraction seront certainement plus considérables.

Bien que je compte ce cas parmi les extractions de cristallin transparent, il est certain que je ne l'aurais pas opéré sans la présence des petites opacités qui très probablement à la longue auraient produit une cataracte complète.

OBSERVATION XX

M. Benjamine, 11 ans. Myopie. — 12 dioptries. Staphylome postérieur étendu et très fines opacités dans les couches postérieures du cristallin sur les deux yeux, bien que la vision centrale soit libre.

AV = 1/20.

C'est encore la présence de ces fines opacités qui me décide à proposer l'extraction de la lentille.

Extraction à gauche le 17 octobre 1893 ; à droite le 15 novembre 1893.

Suites parfaites avec le même procédé.

En janvier 1894 l'acuité visuelle est déjà de 1/10 avec + 4. Il faudra plusieurs mois encore pour juger de tout le résultat obtenu. L'aspect

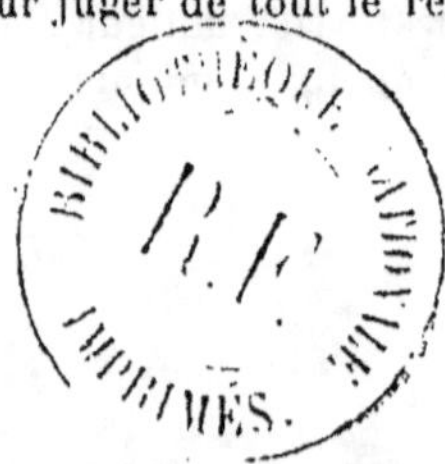

Numéro d'ordre	NOMS	Age	AVANT L'EXTRACTION				Oeil opéré	APRÈS L'EXTRACTION			ACTUELLEMENT				Différence de la réfraction depuis l'opération	
			Myopie		Acuité visuelle			Verre correcteur	Acuité visuelle	Différence de réfraction	Œil opéré		Œil non opéré			
			D	G	D	G					Réfraction	Acuité visuelle	Myopie	A. V.	Œil opéré	Œil non opéré
11	Mme M. L.	43	— 18	— 16	1/20	1/10	D	0	1/10	18	0	1/10	— 16	1/10	0	0
12	L. P. Louise.	10	— 14	— 14	1/4	1/4	D	+ 2	1/4	16	+ 2	1/4	— 15	1/4	0	— 1
13	B. Marie.	14	— 17	— 17	1/10	1/10	D	— 1	1/6	16	—0,75	1/6	— 18	1/10	+ 0,25	— 1
14	G. J. Julia.	12	— 11	— 14	1/40	1/40	D	+ 4	1/8	18	»	»	»	»	»	»
15	Mme C. B.	29	— 18	— 18	1/8	1/8	D	— 1	1/4	17	»	»	»	»	»	»
16	H. G. Marie.	9	— 12	— 14	1/10	1/10	G	+ 2	1/4	16	»	»	»	»	»	»
17	H. G. Camille.	12	— 16	— 16	1/6	1/6	D	+ 1	1/4	17	»	»	»	»	»	»
18	G. Victor.	28	— 14	— 15	1/6	1/6	G	+ 3,50	2/3	18.50	»	»	»	»	»	»
19	P. Albert.	13	— 11	— 11	1/40	1/40	D G	+ 5 / + 5	1/6	16	»	»	»	»	»	»
20	Dlle M. Benjamine.	11	— 12	— 12	1/20	1.20	D G	+ 4?	1/10?	16	»	»	»	»	»	»
21	Dlle H. Marie.	17	— 14	— 12	1/6	1/4	D	+ 4	2/3	18	»	»	»	»	»	»

des deux yeux est très satisfaisant, la mobilité de l'iris est complète, les parents trouvent que l'enfant se porte mieux, il tient la tête droite et ne se plaint plus de céphalalgie.

OBSERVATION XXI

H. Marie, 17 ans, en apprentissage pour la couture. Comme sa maîtresse se plaint que son travail est mauvais, qu'elle ne fait aucun progrès, et que souvent elle est obligée de cesser parce que ses yeux rougissent et qu'elle a mal à la tête. On me la conduit pour savoir quelles lunettes lui conviennent.

Examen ophtal. OD — 14 et astig. 2 OG — 12.

Staphylome progressif assez étendu.

AV OD = 1/6 OG = 1/6.

En présence de cet état, je conseille l'extraction comme le meilleur moyen de faire cesser ces troubles.

Extraction à droite le 17 janvier 1894.

Examen le 11 avril 1894 OD = + 4 OG = 12.

AV OD = 2/3 OG = 1/3.

Cette jeune fille est enchantée ; son observation sera suivie comme les précédentes.

Par les observations et le tableau précédent, il est facile de voir, 1° que je n'ai opéré que des myopies de 14 dioptries ou au-dessus, excepté dans trois cas, où la présence de stries et de petites opacités au voisinage de la capsule postérieure me faisaient un devoir d'intervenir, puisque ces lésions auraient abouti plus ou moins rapidement à des cataractes ; 2° que tous mes opérés étaient venus me consulter ne pouvant plus supporter leur état, leur fatigue, la difficulté à lire, à coudre, à travailler, les douleurs de tête, les photopsies qui les gênaient lorsqu'ils voulaient se livrer à un travail assidu ; 3° que tous ces opérés m'ont déclaré être satisfaits et avoir retiré un bénéfice certain, important, durable de cette grave intervention ; 4° que ces 13 extractions n'ont donné lieu à aucune complication pouvant me faire regretter d'y avoir eu recours.

Ces malades seront revus, leur acuité visuelle, sans verres et après correction, sera notée régulièrement, leur réfraction mesurée aussi exactement que possible.

Je me sers pour cette mensuration de la dioptroscopie avec des verres concaves placés dans une monture d'essai, verres

notablement plus élevés que la myopie réelle au point nodal,
comme l'a très bien fait remarquer notre savant collègue et
ami le Dr Parent. Mais cette méthode est facile, rend parfaitement compte du moindre changement de réfraction et l'on
peut toujours par un simple calcul en déduire la myopie dans
un plan tangent à la cornée ou au point nodal. La comparaison des résultats éloignés de l'opération avec ses résultats
immédiats aura, si je ne m'abuse, une grande importance,
car, seule elle permettra d'assigner à l'extraction du cristallin, qui est de date très récente, puisque j'ai pratiqué ma
première le 17 avril 1889, sa réelle valeur, son utilité ou ses
inconvénients. C'est pour cette raison que je vais maintenant,
Messieurs, vous présenter mes premiers opérés avec les
changements constatés dans leur réfraction depuis l'extraction
du cristallin.

Le tableau suivant permet de s'en rendre compte d'un seul
coup d'œil.

Les observations y ont conservé le même numéro que dans
la thèse du Dr Bouchard. Il est divisé en deux parties : la
première contient l'âge de l'opéré, sa myopie, son acuité visuelle après correction, puis le côté opéré, le nouveau verre
correcteur et l'acuité quelques mois après. La deuxième contient les résultats actuels ; c'est-à-dire la réfraction de l'œil
opéré, l'acuité visuelle après correction, puis la réfraction
actuelle de l'œil non opéré et son acuité visuelle. Enfin la
différence de réfraction des deux yeux après l'extraction du
cristallin et actuellement.

La comparaison de ces chiffres me paraît instructive. Elle
corrobore les renseignements fournis au congrès d'Heidelberg,
l'an dernier ; et montre en outre d'une manière suffisante à
mon avis que l'extraction du cristallin, non seulement arrête
la marche de la myopie, mais favorise ou provoque un léger
retour en arrière pour l'œil opéré, alors que la myopie de l'œil
non opéré continue à progresser lentement. Sur 10 observations ce fait se produit 4 fois, dans un cinquième j'avais oublié
d'inscrire la myopie de l'œil non opéré, je ne puis donc savoir
si elle s'est modifiée. Dans les cinq autres cette myopie est
restée stationnaire ; mais, je vous ferai remarquer, Messieurs,
que ces trois sujets sont âgés de 54, 41, 42, 44, 48 ans, et que

| Numéro d'ordre | NOMS | Age | AVANT L'EXTRACTION | | | | Œil opéré | APRÈS L'EXTRACTION | | | ACTUELLEMENT | | | | Différence de la réfraction depuis l'opération | |
| | | | Myopie | | Acuité visuelle | | | Verre correcteur | Acuité visuelle | Différence de réfraction | Œil opéré | | Œil non opéré | | | |
			D	G	D	G					Réfraction	A. V.	Myopie	A. V.	Œil opéré	Œil non opéré
1	Mme G.	54	— 15	— 15	1/?	1/3	G	— 3	»	12	— 1	2/5	— 15	1/8	+ 2	0
2	Mme C.	41	— 16	— 15	1/8	»	D	— 3	»	13	— 2	1/6	— 15	1/8	+ 1	0
3	Mme R. J.	34	— 16	»	»	»	D	—2,50	1/6	13,50	— 1	1/5	— 16	»	+1,50	?
4	J. B. Emile.	17	— 14	— 12	1/6	1/6	D	+ 2	1/4	16	+ 3	1/4	— 15	1/8	+ 1	— 3
5	Mme T. C.	42	— 14	— 15	1/8	1/8	G	— 2	1/4	18	— 2	1/4	— 14	1/8	0	0
6	Mme D. R.	48	— 13	— 13	1/8	1/10	G	+4,50	1/6	17,50	+4,50	1/5	— 13	1/10	0	0
7	Mme B. O.	44	— 14	— 14	1/6	1/6	G	+ 3	1/4	17	+ 3	1/4	— 14	1/8	0	0
8	S. A.	31	— 14	— 15	1/8	1/8	G	+ 2	1/6	17	+ 3	1/4	— 15	1/10	+ 1	— 1
9	Mme M.	35	— 16	— 15	1/10	1/8	D	+ 2	1/5	18	+ 2	1/5	— 16	1/10	0	— 1
10	P. D.	23	— 18	— 18	1/10	1/10	G	— 1	»	17	+ 1	1/6	— 20	1/16	+ 2	— 2

l'état stationnaire de la myopie, à cet âge n'a rien d'étonnant sur l'œil non opéré.

La réfraction des yeux opérés a diminué, dans 6 cas sur 10, de quantités variant de 1 à 2 dioptries.

L'acuité visuelle des yeux opérés est restée stationnaire ou s'est améliorée légèrement. Pour les yeux non opérés au contraire elle a presque toujours un peu baissé.

Je sais, Messieurs, que je m'appuie sur un nombre bien restreint d'opérations et qu'il serait présomptueux de ma part d'en tirer des conclusions inattaquables, ce n'est pas le cas de dire : *ab uno disce omnes* : mais je me plais à constater que je suis d'accord avec les opérateurs qui ont publié leurs résultats.

D'autre part, comme je le disais dans ma première communication, cette opération est grave, les occasions de la pratiquer sont relativement rares, et, ce n'est pas sans mûre réflexion, qu'il faut exposer les malades aux accidents irrémédiables qui peuvent suivre une extraction de cristallin transparent.

Pour moi, il faut s'attaquer aux myopies dépassant 14 ou 15 dioptries, aux myopies choroïdiennes progressives et le plus souvent héréditaires, avec des lésions sérieuses du fond de l'œil, ou, en voie de le devenir. Je crois ce traitement radical le meilleur pour conjurer la marche des complications.

La malade justiciable de l'extraction du cristallin, se présente presque toujours avec un ensemble de symptômes caractéristiques : travail difficile, vision binoculaire impossible, diplopie, photopsies, éclairs, étincelles, mouches volantes, céphalalgies, et, surtout, une impossibilité de fixer longtemps les petits objets rapprochés, une diminution progressive de l'acuité visuelle.

Dans ces conditions, plus on opérera de bonne heure, meilleurs seront les résultats.

Pour les jeunes sujets de moins de 12 ans, il faut tenir grand compte des antécédents héréditaires et distinguer la myopie choroïdienne héréditaire de la myopie acquise. Cette dernière progressant lentement sans altération importante de la choroïde, de la rétine et du corps vitré. Dans ces cas il convient de commencer par le repos prolongé de l'organe, une cure d'atropine et l'usage de verres correcteurs judicieusement prescrits. En un mot, une expectation prudente doit toujours précéder chez les enfants tout traitement opératoire.

Pour les personnes âgées au contraire, il ne saurait y avoir d'âge limité, car il n'est jamais trop tard pour prévenir des complications choroïdiennes et vitreuses qui trop souvent aboutissent au décollement de la rétine au moment où rien ne le fait prévoir.

Me voici conduit, Messieurs, à vous dire deux mots de la seconde raison pour laquelle j'ai préconisé l'extraction du cristallin transparent. Le tableau que je viens d'avoir l'honneur de vous présenter montre que la myopie reste stationnaire ou progresse sur l'œil non opéré, et, contrairement, qu'elle a une tendance à diminuer légèrement sur les yeux privés de cristallin.

Cette tendance doit être le résultat d'un arrêt dans l'allongement antéro-postérieur du globe. Modification bien importante pour moi, qui ai soutenu depuis cinq ans, que l'extraction du cristallin, non seulement doit faire disparaître la myopie, mais lutter contre sa progression et contre les tendances au décollement rétinien, résultat trop fréquent des altérations du vitreum et de la choroïde qui accompagnent la myopie progressive.

Si je reviens sur cette question, Messieurs, c'est que la première fois que j'en ai parlé, on m'a objecté que l'extraction du cristallin est une cause de décollement de la rétine. On me citait à l'appui les décollements qui se produisent chez les vieillards après l'extraction de la cataracte. Je ne nie pas que cette objection ait quelque valeur dans ce qui a rapport à certaines formes de cataractes séniles avec hypotonie et ramollissement du corps vitré, car, dans ces cas, l'extraction de la lentille rompt l'équilibre interne de l'œil, et prive la rétine d'un soutien, si je puis m'exprimer ainsi ; mais, je prétends que mes opérés ne sont pas dans les mêmes conditions, que leur myopie est en voie de progression, que les altérations choroïdiennes sont en pleine évolution et que les efforts de convergence augmentent le danger. Or, comme toutes ces causes sont admises comme favorisant le ramollissement du vitreum et le décollement rétinien, si je les modifie ou les supprime par l'ablation du cristallin, je supprime en même temps les causes précitées, et lutte dans une réelle mesure contre le décollement ultérieur de la rétine.

Je maintiens donc mes conclusions de novembre 1891, et j'espère, Messieurs, que vous voudrez bien m'accorder que je les appuie sur des faits encourageants, qui certainement ont besoin d'années nombreuses d'observation pour être regardés comme définitifs, mais qui dès maintenant méritent l'examen des ophtalmologistes, étant donné l'importance de leurs résultats, au point de vue de la prophylaxie de la myopie progressive et du décollement de la rétine.

Imp. G. Saint-Aubin et Thevenot, St-Dizier (Haute-Marne), 15-17, passage Verdeau, Paris.

Imp. G. Saint-Aubin et Thevenot, Saint-Dizier, (Haute-Marne),15-17, Passage Verdeau, Paris